Der Feind in meinem Körper
Oder die chronische Neuroborreliose

Die Autorin muss seit 2003 mit der Krankheit Neuroborreliose leben. Sie ist seit 2004 Mitglied in der Borreliose SHG Kassel Stadt und Land e.V.

Seit Oktober 2010 ist sie Mitglied im Borreliose und FSME Bund Deutschland Patientenorganisation Bundesverband.

Renate Breidenbach

Der Feind in meinem Körper
Oder die chronische Neuroborreliose

BoD Books on Demand

Bibliographische Information Der Deutschen Bibliothek: Die Deutsch Bibliothek verzeichnet diese Publikation in der Deutschen Nationalbibliographie; detailierte bibliographische Daten sind im Internet über http://dnb.ddb.de abrufbar.

Herstellung und Verlag:

Books on Demand GmbH, Norderstedt

ISBN 978-3-8423-4433-4

Widmung

Dieses Büchlein widme ich der Familie Ringeler-Leibholz, Leiter der Selbsthilfegruppe Kassel. Besonders dem leider 2009 verstorbenen Herrn Karl-Heinz Leibholz, welcher durch langjährige uneigennützige Hilfe in Form tröstender und erklärender Worte sowie Zusendung von Informationsmaterial mir erste Wege aus der Finsternis und Unbekanntheit der persistierenden Neuroborreliose aufzeigte.

Ebenso gilt mein Dank und Wertschätzung der stets hilfsbereiten und kompetenten Frau Edeltraud Andree, Leiterin der Gruppe Warburg, zugehörig der Selbsthilfegruppe Kassel. Frau Andree verfügt über ein umfangreiches Borreliose-Wissen, so dass sie in der Lage ist offene Fragen, auch über medizinische Standards, zu beantworten. Somit konnte ich immer wieder neuen Mut schöpfen.

Inhalt

Vorwort

Dieses Büchlein erhebt nicht den Anspruch perfekt zu sein. Es soll aufzeigen, welches Leid mir durch Stigmatisierung und daraus resultierender Ignoranz zugefügt wurde und wie zerstörerisch die Infektion mit Borrelien bei Nichtbehandlung ist. Ich versuche den oft in der Presse publizierten Rat zum Thema Zeckenstich noch zu vertiefen und somit Leid zu verhindern.

Es gilt nach wie vor: Zeckenstich (Wanderröte)

Wenn sich nach einem Zeckenstich eine Rötung (nicht unbedingt in den Stich) entwickelt oder Symptome wie Grippegefühl, Fieberschübe, Schweißausbrüche auftreten, muss auch ohne Labornachweis sofort antibiotisch behandelt werden.

Die Infektion

Im Jahre 2002 belegte ich erfolgreich einen Englischkurs an der Volkshochschule. Mein Wunschtraum sollte in Erfüllung gehen, eine Reise nach Cornwall in Süd-Westengland.

Leider zerplatzte mein Traum wie eine Seifenblase.

Mitte Juni 2003 verspürte ich einen heftigen Juckreiz während eines Wannenbades an der rechten Brustwarze. Bei genauerer Untersuchung konnte ich ein winziges Krabbeltier erkennen. Es sah unter der Lupe betrachtet aus wie eine winzige Zecke. Später konnte ich in Erfahrung bringen, dass es sich um eine Zecke im Nymphenstadium handelte. Mit einer Pinzette entfernte ich vorsichtig die kleine Zecke. Circa zwei Tage später suchte ich unsere Arztpraxis hier im Dorf auf, um nachsehen zu lassen, ob ich die Zecke sachgemäß entfernt hatte. Es war alles in Ordnung. Es war der 20.06.2003.

Wenige Tage später vergrößerte sich der rote Kreis um die Einstichstelle, so dass ich am 27.06.2003 einen Internisten in einer nahe gelegenen Stadt aufsuchte. Er hörte gelangweilt zu und hatte mich, wie es den Anschein erweckte, bereits in die Psycho-Schublade einsortiert. Meine Schilderung -

Zeckenstich-Rötung, Fieberschübe, starke Schweißausbrüche, große Schwäche - wurde mit dem Satz „Das ist nur eine leichte Sommergrippe", sowie einer Handbewegung, welche man in der Gebärdensprache als „Da ist nichts." gebraucht, abgetan.

Da sich die Wanderröte rasend schnell, am 30.06.2003 erreichte sie Handtellergröße, ausbreitete, konsultierte ich wieder den Internisten. Der Leidensdruck verstärkte sich. Es wurde eine Blutuntersuchung vorbereitet. Gleichzeitig sparte er nicht mit Beteuerungen, dass ich völlig gesund sei und deutete die zunehmende Röte als einen eventuell in der Brust liegenden Tumor und ich bekam den Ratschlag, meine Frauenärztin zu konsultieren. Die Sprechstundenhilfe zeigte großes Verständnis für meine Ängste und am 01.07. 2003 stellte ich mich der bis dahin sehr freundlichen Frauenärztin vor. Sie tastete die Brust gründlich ab und diagnostizierte im Gegensatz zu dem Internisten, keine Mastitis (Brustdrüsen-Entzündung) sondern Dermatitis (Haut-Entzündung). Als sie mir einige Tabletten Antibiotika gegen die Haut-Entzündung mitgeben wollte, musste ich zum Schutz meinen Allergiepass vorlegen, damit sie sehen konnte, welche Medikamente für mich nicht in Frage kommen. Die Ärztin entschied sich dann doch für eine Mammografie und stellte eine Überweisung aus. Zu der besagten Mammografie sollte es jedoch nicht kommen.

Zuvor kamen meine Kinder und andere Gäste zu Besuch. Es sollte mein, am 18. Juni stattgefundener Geburtstag, Ende Juni feierlich begangen werden. Ich konnte nur sitzen und mich bedienen lassen. Meine jüngere Tochter befragte ihren Allergologen in Frankfurt am Main und schilderte meine Krankengeschichte. Es wurde dringend geraten, eine antibiotische Behandlung einzuleiten. Dazu hätte ich auch nach Frankfurt kommen können. Der Arzt nannte auch die Mittel, welche keine Allergie auslösen. Nie werde ich die Namen vergessen Rocephin (Ceftriaxon) oder Zithromax (Wirkstoff Acitromicin).

Da der Leidensdruck für mich immer größer wurde, kontaktierte ich den Internisten per Telefon. Seine Aussage: „Die Blutuntersuchung ist in Ordnung. Sie sind gesund. Es ist psychisch bedingt.". Schweißausbrüche, Grippegefühl und sehr große Schwäche wurden wiederholt als leichte Sommergrippe abgetan. Meine Tochter bat immer wieder mit Nachdruck, sie wolle mich abholen und dass es dringend geboten sei, eine antibiotische Behandlung einzuleiten. Ich war hilflos und schwach und vertraute dem Arzt.

Die Rötung auf meiner rechten Brust wurde täglich größer, so bat ich voll Verzweiflung, und man kann auch sagen Resignation um einen neuen Termin.

Es war der 14. Juli 2003. Ich zeigte dem Internisten die fast über die ganze Brust ausgebreitete Rötung. Da winkte er ab und sagte „Eine Mammografie wird klären was dahinter steckt." Nochmals, wie bereits am Telefon, bat ich den Rat der Frankfurter Ärzte zu überdenken. Seine Antwort lautete: „Wo nichts ist, muss man nichts in Gang setzen." Damit meinte er eine eventuelle allergische Reaktion. Ferner schilderte ich die eigenartigen heftigen Schmerzen, welche über die infizierte Brust in die obere Wirbelsäule bis in den Kopf seit Stunden wüteten. Er sagte gelassen und winkte wieder ab „Da sie denken, da wäre was, nehmen sie eine Fehlhaltung des Körpers ein, daher die Schmerzen." Völlig verzweifelt verließ ich die Praxis. Er hatte mich als depressive Simulantin mit anderen Worten abgestempelt.

Die Rötung nahm nun langsam eine livide (bläuliche) Färbung an. Die Schmerzen nahmen an Intensität zu. Voll Verzweiflung begab ich mich am 17.07.2003 nochmals in die Praxis des Internisten. Am 14.07.2003 hatte er die zweite Blutuntersuchung machen lassen. Auf meine verzweifelten Bedenken hin antwortete er fast angewidert „Sie sind soweit gesund. Ich gehe nun erst mal in den Urlaub und Ihnen würde ich raten, einen Orthopäden aufzusuchen."

Noch am gleichen Tag erhielt ich für den nächsten Tag einen Termin als Notfall bei einem Orthopäden. Ich bekam Spritzen in den Rücken, welche jedoch keinerlei Wirkung zeigten. Die Rötung an der Brust sowie die Schwellung sollte der Hausarzt weiter abklären.

Die Schmerzen verstärkten sich, so dass ich in der Nacht fremde Hilfe in Anspruch nehmen musste, um in einer Apotheke mit Bereitschaftsdienst Schmerzmittel zu kaufen. Ich nahm die höchst zulässige Menge. Die Mittel zeigten keinerlei Wirkung, so dass ich keine Linderung erfuhr. Halb wahnsinnig vor Schmerzen ließ ich mich zu einem weiteren Orthopäden fahren. Es war Samstag der 19.07.2003. Der Orthopäde sagte zu mir, dass die Sache mit der geröteten Brust nach Zeckenstich in die Hand des Hausarztes gehöre. Er gab mir Spritzen in den unteren Rückenbereich und ordnete eine Knochendichtemessung an, was dann auch sofort geschah.

Juli 2003, es war die Zeit der großen Hitzewelle. Dazu kamen die unvorstellbaren Schmerzen, welche ich wie folgt beschreibe und auch so empfand: Es war so, als hätte man Öl auf die Haut geschüttet und dann noch ein Feuer entzündet. Ferner eine Drahtbürste benutzt, um die Stellen heftig zu schaben. Im Kopf war ein ungeheurer Druck zu spüren und ich hatte und habe bis heute das Gefühl, als trage ich eine sehr enge Metallkappe und unter dieser Kappe ein Brennen und Kribbeln.

Meine Schmerzen waren inzwischen so stark, dass ich – es war der 19.07.2003 nachts – einen Arzt im Bereitschaftsdienst kommen lassen musste. Ich hatte ein Bettlaken ins kalte Wasser getaucht und mich darauf gelegt. Nach meiner Schilderung, Zeckenstich-Rötung usw., schaute er sich kurz die Brust an und stellte die Blick-Diagnose. Sie lautete: „Borreliose". Zum ersten Mal in meinem Leben hörte ich dieses Wort. Ich bekam eine Schmerzspritze in den Rücken, welche wiederum keine Wirkung zeigte und es wurde eine antibiotische Therapie besprochen, welche, denn es war Samstagnacht, für Montag angesagt war.

Endlich sagte ein Arzt, um was es sich bei meiner schweren Leidens-Situation handelte. Der Rest der Nacht verlief wieder wie die Vorherigen, grauenvoll.

Ich rief in den Notfallaufnahmen der Uni-Klinik Jena sowie zwei weiteren großen Kliniken an. Leider wusste man im Moment keine Hilfe, da man mit Unfallopfern zu tun habe. Es kam der Sonntag und er brachte keine Linderung. Die Schmerzen drangen aus der Tiefe meines Körpers radikulärer denn je und der Schweiß lief. Die nassen Nachthemden häuften sich. Dazu muss ich noch sagen, dass die Schmerzen nachts viel heftiger waren, als am Tage. So bat ich um einen Arzttermin am Sonntag und wieder bekam ich Spritzen in den Bereich des oberen Rücken. Der Beginn einer antibiotischen Therapie war für den 21.07.2003 anberaumt. Ich war halb wahnsinnig vor Schmerzen und hatte in der Nacht meine Tasche für einen eventuellen Krankenhausaufenthalt gepackt. In der Frühe des 21.07.2003 stand ich vor der Tür des Wochenendnotfallarztes, welcher eine eigene Praxis betreibt und als guter Diagnostiker bekannt ist, und bat um eine Einweisung in das Krankenhaus. Nichtahnend, dass der leichtfertig handelnde Internist oder besser gesagt, der Arzt der mich wohl von Anfang an in eine Psycho-Schublade eingegliedert hatte, neben seiner Tätigkeit in seiner Praxis noch stundenweise in dem besagten Krankenhaus tätig war. Somit kannte er die Kolleginnen und Kollegen gut. Voll Zuversicht und Hoffnung auf Erlösung von diesen Qualen ließ ich mich ahnungslos einweisen.

Ich bekam ein Bett zugewiesen und da lag ich nun stundenlang. Die Stationsärztin lief hin und her, ohne mich eines Blickes zu würdigen. Endlich kam sie mit einer zweiten Ärztin, einige lose Zettel in der Hand, an mein Bett. Sie sagte wörtlich zu der anderen „Wie kann ein Arzt wie Dr. ... so eine Diagnose stellen, wo er die Patientin gar nicht kennt." Danach liefen sie wieder weiter. Sie deutete wohl damit an, dass ich vor Jahren nach einigen schweren Schicksalsschlägen, an Schlaflosigkeit und Erschöpfung leidend, einige Tage in diesem Krankenhaus verbracht hatte. Sogar der Chefarzt war vor circa zehn Jahren freundlich und brachte sein Bedauern in einem Gespräch zum Ausdruck. Wie so üblich, hatten sie auch eine Diagnose gestellt und in der Krankenhausakte vermerkt, welche lautete Depressionen und Einbildung ...

Inzwischen ist es mir klar. Ich wurde als eingebildeter Kranker in der Akte geführt und somit war ich nicht wirklich krank. Am Abend bekam ich einige Tropfen im Gläschen und das heute verbotene Anti-Rheumamittel „Viox" und auf meine dringliche Bitte ein Schlafmittel verabreicht. Es wurde unter Nachdruck geboten, dass ich mich benehmen solle. Trotz einiger Zugaben von nach Pfefferminze riechender Tröpfchen, musste ich nachts um einen Notarzt bitten. Er kam an mein Bett, wartete kurz meine erklärenden Worte verbunden mit der Bitte um ein Schmerzmittel in höherer Dosierung und Stärke ab. Nachdem er in der Akte gelesen hatte, legte er los: „In Wirklichkeit haben sie überhaupt keine Schmerzen. Sie bilden sich das nur ein. Was steht denn da in ihren Papieren – Depressionen. Sie bilden sich das nur in ihrem Kopf ein." Dabei drehte er an seiner Schläfe mit den Fingern. Nach einer kurzen Diskussion ging er murmelnd weiter. „Nun gut, sie sollen ihr Schmerzmittelchen haben."

Der nächste Morgen verlief ohne erklärende Gespräche. Es erfolgte eine Blutentnahme und als Medikation Tröpfchen und „Viox". Nachdem die Ergebnisse der Blutuntersuchung bekannt waren, begann für mich die schlimmste Zeit meines Lebens. Die Ergebnisse zeigten, dass sich noch keine Antikörper gegen Bakterien gebildet hatten. Umso mehr fühlten sich Jene, welche ich um Hilfe anflehte, bestätigt, dass ich eine depressive Simulantin war. Ich wurde vom medizinischen Pflegepersonal sowie den Ärzten zutiefst verachtet, zumal ich wiederholt um Hilfe bat. Mir kamen beängstigende Gedanken.

Es tat sich endlich etwas. Ich wurde mit einem PKW in die Praxis eines Hautarztes / Dermatologen gefahren. Bereits als ich ihm die Brust, welche inzwischen eine blaue Verfärbung zeigte, sagte er spontan: „Hierbei handelt es sich, so wie es ausschaut, das habe ich auch während meiner Ausbildung gelernt, um eine Infektion mit Borrelien." Er gab es in seinen Computer ein. Dort ist dies bis heute noch zu lesen. Der Hautarzt rief noch in meinem Beisein in dem Krankenhaus an, gab seine Diagnose weiter und empfahl sogleich ein Medikament, welches gegen diese Bakterien in der Regel hilft. Durch den Arzt erfuhr ich die Antwort. Er schien auch entrüstet zu sein, dass man seine Diagnose völlig ignorierte und in Frage stellte. Eine Ärztin sagte ihm, dass ich Depressionen hätte und dass in meinem Kopf nur Einbildungen von Schmerzen schwebten.

Wieder musste ich zurück in die „Hölle". Noch in der gleichen Woche fuhr man mich mit dem PKW, die Diagnose des Hautarztes außer Acht lassend, in eine zum Krankenhaus gehörende gynäkologische Abteilung. Die Ärztin schien über mich Bescheid zu wissen. Sie bat mich den Oberkörper frei zu machen. Inzwischen kam ein Anruf. Die Frauenärztin sagte, ohne dass sie meine Brust gesehen hatte, dass ich mich wieder anziehen könnte. Nachdem die Sprechstundenhilfe kurz eine Information erhielt, führte sie mich hinaus und ich wurde wieder in das Krankenhaus bei der Hitze durch die Stadt gefahren. Da hatte man sich die Untersuchung gespart.

Bei mir machte sich mehr und mehr Hoffnungslosigkeit breit. Es wurde nochmals Blut entnommen, um auf eventuelle Antikörper zu testen. Man sagte, dass es vorgesehen sei, mich in eine orthopädische Klinik zu überweisen. Auch meine Tochter, eine examierte Krankenschwester, setzte man davon in Kenntnis. Es wurde einfach fahrlässig unterlassen, Erkundigungen bei einem nahe gelegenen Klinikum oder Spezialisten einzuholen. Man bedenke, dass zum damaligen Zeitpunkt bereits eine Entzündung der Hirnhäute, des Gehirns sowie der Nervenwurzeln, welche in die Wirbelsäule usw. führen, bestand.

Inzwischen hatte man mir ein opiathaltiges Schmerzmittel verordnet. Eine Unterhaltung wurde lautstark geführt dass, wenn man sich Schmerzen einbildet, auch die stärksten Opiate oder sogar Morphin keine Wirkung zeigen. Ferner sagte man, dass die Blutuntersuchung keine Auffälligkeiten zeige und man beschlossen hätte, mich wegen der angeblichen Schmerzen im Rücken in eine orthopädische Klinik zu überweisen. Das Thema Zeckenstich war zum Tabuthema geworden und ebenso ignorierte man die bereits am 19.07.2003 gestellte Diagnose des Arztes, welcher zu diesem Zeitpunkt im Wochenend-Bereitschaftsdienst tätig war. Dieser Arzt schrieb auch auf den Einweisungsschein am 21.07.2003 folgendes: „Einweisung: Wegen unbehandelter Borreliose". Ebenso fand die Verdachtsdiagnose des Hautarztes keine Beachtung. Die Hinweise auf den Verdacht einer stattgefundenen Infektion wurden nur schwach belächelt. Man wollte die Diagnose des hochgeachteten Mitarbeiters auf keinen Fall in Frage stellen. Wie ich später durch kluge Ärzte in Erfahrung bringen konnte, bilden sich nach einer Infektion mit Borrelien frühestens nach vier bis acht Wochen Antikörper im Blut, so dass man von meinen Laboruntersuchungen als unnötig sprechen kann.

Keiner der Ärzte kann sich mit Nichtwissen über diese Krankheit herausreden. Sie ist seit den 80-er Jahren bekannt. Seit 1998 verbreitet der heutige Borreliose und FSME Bund Deutschland

Aufklärungsinformationen in Arztpraxen und Medien und existieren bereits 14 Borreliose-Selbsthilfegruppen und – vereine. Seit 2000 gilt die Wanderröte nach Zeckenstich auch ohne Bestätigung durch ein Labor als beweisend für die Diagnose. 2003 – in meinem Schicksalsjahr – wurde in Thüringen die Meldepflicht für Borreliose eingeführt, in einigen anderen Bundesländern noch früher.

Die Ärzte im Krankenhaus waren wohl nicht in der Lage zu erkennen, dass es einen Zusammenhang zwischen dem Zeckenstich und dem schweren Krankheitsgeschehen gab. Sie rieten meiner Tochter, dass eine orthopädische Klinik für mich der richtige Platz wäre. Da sie weiterhin dachten, dass ich mir die Schmerzen nur einbildete, wurde auch nicht nach weiteren Aufklärungsinformationen gesucht.

Meine Tochter empfand großes Mitleid mit mir und zum ersten Mal sah ich sie weinen seit dem Erwachsensein. Sie bat mit Nachdruck um die Entlassung aus dem Krankenhaus. Meine Enkeltochter konnte über das Internet in Erfahrung bringen, dass ich sofort in eine Neurologische Klinik müsste. Ich sollte auf jeden Fall zunächst nach Hause und dann in das Klinikum M. oder sofort ab dem Krankenhaus in das Klinikum.

Am 25.07.2003 war es dann soweit. Als ich in der Frühe meine Sachen packte, war soeben ein Laborbericht angekommen, der besagte, dass es einen Verdacht gebe, dass sich Borrelien-Antikörper gebildet hätten. Inzwischen stand ich unter unvorstellbarem Leidensdruck. Dazu kamen noch die große Hitze sowie die Ungewissheit über die Diagnose. Nun wurde zwangsläufig meine Verlegung in das Klinikum eingeleitet.

Die Behandlung

25.07.2003: Im Klinikum in M. angekommen, wurde mir ein Bett zugewiesen. Nach kurzer Zeit standen ein Oberarzt, sowie eine Stationsärztin an meinem Bett. Sie folgten aufmerksam meiner Schilderung über mein Befinden nach dem Zeckenstich. Ich zeigte die rechte Brust, wo sich inzwischen die Rötung über die ganze Brust ausgebreitet hatte und eine livide bis blass-rosa-lila Farbe angenommen hatte. Die Ärzte stellten sofort die Diagnose.

Nach meiner Schilderung von der Zeckenstich-Rötung, von radikulären Schmerzen und Schweißausbrüchen in Zusammenschau, stand für sie fest, dass es sich um einen Verdacht auf Neuroborreliose handelt. Es wurden umgehend eine Antibiotika- und eine Schmerztherapie eingeleitet. Ferner wurde eine Liquorentnahme vorbereitet, dass heißt, es gab eine Aufklärung, dass die Entnahme des Liquors eventuell nicht ganz ohne Risiken verlaufen könne und es dazu notwendig sei, dass der Patient durch Unterschriften sein Einverständnis geben müsse. Sorgfältig wurde ich aufgeklärt und ich leistete auf den vorgedruckten Bögen meine Unterschriften. Die Ärzte fanden erklärende freundliche Worte und zeigten Menschlichkeit. Es stand auch die Frage im Raum, weshalb man mir nicht bereits vor einem Monat mit einer antibiotischen Therapie geholfen habe. Man diagnostizierte ein Erythema Migrans (Zeckenstich-Röte), zu lesen in der Aufnahmedokumentation des Klinikums. Endlich wurde meine schwere Infektion verstanden und die Behandlung begann noch am Aufnahmetag. Es wurde das Antibiotikum Rocephin intravenös verabreicht. Ich konnte mich des Gefühls nicht verwehren, von der Hölle in himmlische Gefilde gewechselt zu haben. Dieses Gefühl von Geborgenheit werde ich Zeit meines Lebens in Erinnerung behalten.

Bereits nach wenigen Tagen der Antibiotika-Therapie und Schmerzmitteln, auch Opiaten, spürte ich den Rückgang der Schmerzen. Ich finde noch heute keine Worte für die Verletzung, die mir die bisherigen Ärzte durch ihre Ignoranz zugefügt haben Doch nun wurde mein Befinden von Tag zu Tag besser. Nach circa vier bis fünf Tagen wurde die Blickdiagnose der Ärzte bestätigt. Mein Liquor war nach Augsburg in ein dafür zuständiges Labor zur Untersuchung geschickt worden. Und die Untersuchung ergab einen positiven Befund, also Neuroborreliose! Eine schwere

Infektion des zentralen Nervensystems mit dem Erreger Borrelia burgdorferi. Die antibiotische Behandlung mit Rocephin wurde nach dem damaligen Standard 14 Tage lang intravenös so weiter durchgeführt und ich verspürte, dass die Schmerzintensität täglich nachließ.

Mit Staunen konnte ich wahrnehmen, wie aufopferungsvoll die Ärzte sowie auch die Schwestern Schlaganfallpatienten behandelten. So große Unterschiede in der Sorgfalt und Zuwendung kann man und möchte ich hier nicht weiter erwähnen. Ärzte und Schwestern waren bis an die Grenzen der Belastbarkeit ausgefüllt und doch fanden sie freundliche Worte, wenn auch nur kurz mal zwischendurch. Es erfolgte eine zweite Liquorentnahme und wieder wurde der Liquor nach Augsburg in das Labor von Dr. Sch. geschickt. Nach wenigen Tagen kam der Endbefund und dieser bestätigte, dass es sich um eine akute Form der Neuroborreliose handelt. Aber es gab eine sehr positive Nachricht. Die Zellen im Liquor hatten sich, dieses wurde im Reiberschema berechnet, durch die Behandlung mit Rocephin verringert. Mein Befinden war deutlich gebessert und ich fasste wieder neuen Lebensmut. Nun wurde der Entlassungstermin anberaumt. Es erfolgte noch ein Abschlussgespräch, welches Wermutstropfen in meine Freude fallen ließ. Die Ärztin teilte mir mit, dass, weil man in der Anfangszeit der Infektion, das heißt nach dem Zeckenstich mit gleich nachfolgender Rötung, Schweißausbrüchen und immer größer werdender Rötung, nicht mit einer Antibiotika-Behandlung geholfen habe, es nun zu einem chronischen Verlauf der Erkrankung kommen könnte.

Ich dachte, dass ich es schaffen werde.

Ich erhielt noch ein Rezept verordnet, unter anderem mit Schmerzmitteln, so trat ich die Heimfahrt an. Natürlich konnte ich nur in Begleitung nach Hause kommen.

Die Chronifizierung

Zu Hause angekommen, verspürte ich noch am gleichen Tag, dass nichts mehr so war, wie vor der Erkrankung. Das Mittagessen zu bereiten war eine Tortur. Große Schwäche und Schweißausbrüche waren von nun an meine ständigen Begleiter. Jedoch kam mir nie der Gedanke, dass ich ein Leben lang unter dieser Erkrankung, ausgelöst durch den Zeckenstich, leiden würde. Mir war auch unbekannt, dass die widerlichen Bakterien alle Organe im menschlichen Körper befallen können und dass sie in der Lage sind, sich ins Binde- und Muskelgewebe zurückzuziehen, so dass sie für das Immunsystem und eventuell spätere Antibiotika-Behandlungen unerreichbar sind.

Mein Tierarzt, welcher sich besorgt nach meinem Befinden erkundigte, teilte mir mit, dass auch einige Hunde nach der Borrelien-Infektion schwer krank seien und um das Leiden zu beenden, eingeschläfert werden müssten.

Es stellte sich mir die Frage, was geschieht nun mit den Menschen?

Beginn der chronischen Neuroborreliose oder die Chronifizierung

Ich fühlte mich weiterhin sehr schwach, der Druck im Kopf wurde wieder stärker und ich sehnte mich zurück in die Geborgenheit des Klinikum. Nun gab es seltsame Zustände, z.b. wusste ich nicht mehr, wie man eine Autotür von Innen öffnet, wie man ein Päckchen packt und wenn ich mich sowieso nur in Begleitung in ein Geschäft wagte, was ich da kaufen wollte bzw. benötigte. Es herrschte Chaos in meinem Kopf. Es wurde begleitet von andauernden Schwindelzuständen und öfter leichtes Doppelbilder-Sehen. In meinem Rücken hatte ich ein Gefühl als sei da ein Stock oder ein Gewicht, das mich bei jedem Schritt nach rechts kippen ließ. Es war mir unmöglich, ohne Begleitung aus dem Haus zu gehen. Ich begab mich per Telefon auf die Suche nach einem borreliosekundigen Arzt bzw. nach adäquaten Behandlungskonzepten. Weder Krankenkassen noch Gesundheitsämter konnten mir da weiterhelfen. Ich stand alleine da, verzweifelt, ohne medizinischen Rat oder sonstige Hilfe.

Inzwischen hatte ich meine Enkeltochter über das weitere Geschehen informiert. Sie suchte und fand im Internet den Kontakt zu der Borreliose-Selbsthilfegruppe in Kassel. Sie wurde schon 1996 von vielen Betroffenen gegründet. Auf meine Anfrage wurde mir umgehend Hilfe zuteil in Form von Buch und Bildmaterial. Nun wurde mir in aller Deutlichkeit bewusst, dass ich diese Erkrankung, das heißt diese furchtbare Infektion, bis an mein Lebensende nie heilen kann. Verzweiflung machte sich breit bei dem Gedanken, welche widerlichen Feinde da in meinem zentralen Nervensystem und anderswo aktiv sind. Meine Verachtung für Jene, welche mir dieses Leid durch Stigmatisierung und daraus resultierender Fahrlässigkeit zugefügt haben, wuchs. Nach anfänglicher Resignation fasste ich wieder Mut und etwas Hoffnung.

Ich hörte von einem Arzt in Hannover, der sich auf Borreliose spezialisiert hatte und erhielt auch einen Termin. Weil eine Fahrt mit dem PKW unmöglich war, trat ich in Begleitung eines Bekannten die Reise nach Hannover mit der Bahn an. Ich war noch sehr schwach und schwitzte sehr und konnte mich kaum auf den Beinen halten. Einer Gruppe junger Männer, welche in lustiger Runde in meiner Nähe saßen, muss wohl mein Zustand aufgefallen sein. Sie boten mir freundlich ihren Platz an. Mir liefen die Tränen, so gerührt war ich. In Hannover angekommen, musste ich ein Taxi nehmen, um an den Zielort zu kommen. So auch genau zum Abend, um die Bahn wieder zu erreichen.

Der Arzt Dr. L. hörte aufmerksam meiner Schilderung zu. Die körperliche Untersuchung und die Blutuntersuchungen ergaben die Notwendigkeit einer erneuten antibiotischen Therapie. Die Antikörper hatten sich heftig vermehrt. Mein Zustand war einfach zum Aufgeben. Doch ich suchte weiter nach Hilfe, indem ich verschiedene Heilpraktiker aufsuchte. Danach bekam ich einen Termin in der Infektiologie in Würzburg. Weiter hinterfragte ich Apothekerwissen, dabei wurde mir guter Rat zu Teil. Gegen die Herzrhythmusstörungen war Crataegutt novo 450 mg / Filmtablette empfohlen sowie Mistel. Ferner kaufte ich Heilpflanzenbücher und schaute besonders nach Pflanzen, welche eine antibakterielle und oder entzündungswidrige Wirkung zeigten. Zunächst machte ich Abkochungen von Karde. Jahrelang trank ich diesen bitteren Tee. Es wurden auch immunstimulierende Auszüge, z.B. die Katzenkralle empfohlen. Samento Cats Claws ist apothekenpflichtig und sehr teuer. Ich trank auch alle Tees, welche bei Entzündungen hilfreich sein sollen.

Von einer Selbsthilfegruppe stammt der Rat, Heilerde gegen die Neurotoxine zu nehmen, welche die Borrelien ausscheiden.. Die Neurotoxine sowie die Bakterientrümmer würden so gebunden und mit dem Stuhlgang ausgeschieden. Neben vielen anderen verzweifelten Versuchen erfuhr ich vor circa 1,5 Jahren von apothekenpflichtigen Angocin-Dragees, dabei handelt es sich um standardisierte Auszüge aus der Kapuzinerkresse. Die Kapuzinerkresse enthält ein natürliches Antibiotikum, welches die Pflanzen im Laufe der Zeit entwickelten, um sich vor Fressfeinden und anderen Schädlingen zu schützen. Meine persönlichen Beobachtungen in meinem Garten zeigten, dass die Kapuzinerkresse weder von Schnecken noch von sonstigen Schädlingen befallen wird.

Um alle diese Heil- und Hilfsmittel zu kaufen, benötige ich ständig Hilfe und Begleitung. Durch die Gleichgewichtstörungen und Schwächezustände passierte es einige Male, dass Passanten aufmerksam wurden und sich mir gegenüber u.a. wie folgt äußerten: „Sauf nicht so viel". So gibt es auch bei Gesprächen und Telefonaten die bekannten

Wortfindungsstörungen. Die Symptome sind vielfältig und können schon Verzweiflung und Depressionen auslösen.

Die Fachärztin für Neurologie und Psychiatrie Martina Lorenz aus Minden veröffentlichte zu diesem Thema „Borreliose - Oxydativer Stress - Neurotransmitter" einen hochanalytischen Artikel in der Zeitschrift „Borreliose Wissen". Diese Arbeit ist zwar mit vielen Fachwörtern gespickt und lässt sich nicht auf die Umgangssprache reduzieren. Sie ist trotzdem spannend und entlarvend und wird selbst Mediziner zum Schlucken bringen. Diese Ausführungen und andere Problematik zeigen ein Leiden auf, das qualvoll und ohne Ende ist.

Die Erschöpfungszustände stellen sich bereits nach zwei bis drei Stunden leichter Tätigkeit ein. Ich muss feststellen, je länger die Krankheit dauert, je mehr verschlimmert sich dieser Zustand. Dumpfe Schmerzen im Kopf verbunden mit heftigen Stichen, dann denke ich: Das ist jetzt das Ende.

Die Ungerechtigkeit

Ich startete den ersten Versuch, Gerechtigkeit zu erfahren, bei der Schlichtungsstelle für Arzthaftpflichtfragen. Es wurde zwar nach den vorliegenden Befunden die Diagnose Meningoradikuloneuritis bestätigt. Aber Jene, welche mich mit einem Stigma belegt und mir Hilfe verweigert hatten, traf keine Schuld? Ich erhielt zum Abschluss ein Schreiben, welches beinhaltete, dass jeder Versuch bei einem eventuellen Rechtsstreit für mich erfolglos verlaufen würde.

Nach einem Schock und Traumatisierung über so viel Ungerechtigkeit startete ich erneut einen Versuch Gerechtigkeit zu finden. Dazu wurde ich auch von Ärzten und Psychologen ermutigt. Die Erkrankung stellte sich nicht nur als persönliches Leid dar, sondern war auch ein finanzielles Problem. Ein Schmerzensgeld als Entschädigung wäre eine große Hilfe gewesen.

Ich beauftragte eine Anwältin und versuchte ihr die Vielfältigkeit einer Borrelieninfektion zu erklären. Dazu schrieb der Borreliose-Sachverständige Privatdozent Dr. W. Berghoff ein medizinisches Gutachten, welches ich in Auftrag gegeben hatte. Dr. Berghoff verfügt über das gesamte

Borreliose-Wissen und ist auch durch umfangreiche Fachliteratur bekannt.

Die Streitfrage wurde nicht geklärt, so gab ich ein zweites privates Gutachten bei Dr. Berghoff in Auftrag. Damit erhoffte ich vor Gericht nun einen positiven Ausgang.

Der zweite Versuch scheiterte beim Landgericht. Die Richter trifft meiner Ansicht nach keine Schuld. Nach eigener Aussage vor Prozessbeginn sagten sie übereinstimmend, dass sie den Ausführungen des vom Gericht bestellten Gutachters folgen.

Der Gutachter hatte seine eigene Taktik entwickelt, gut für den Beklagten und seine Auftraggeber, eben der perfekte Interessenvertreter.

Nach einigen Jahren Rechtsstreit und drei vollen Aktenordnern Papierkrieg, erhoffte ich die gerechte Verhandlung. Jedoch schlug der Gutachter meiner Anwältin gleich zu Prozessbeginn den Wind aus den Segeln. Er sagte, dass die Anwälte ja keine medizinische Ausbildung hätten und somit auch ahnungslos bezüglich der Diagnose und Dokumentationen seien. Ab da war meine Anwältin stumm wie ein Fisch. Sogar das Thema „Leitlinien" wurde ungerecht eingeordnet. Nach den Vorgaben der Leitlinien hätte ich therapiert werden müssen. Ich versuchte nun beim Oberlandgericht Recht zu finden. Aber vergebens. Der Inhalt des Beschlusses ist kaum fassbar und auf großen Unwahrheiten aufgebaut.

Der Beschluss

Nachdem ich im Berufungsverfahren beim Oberlandesgericht auf eine gerechte Vorgehensweise zur Wahrheitsfindung gehofft hatte, traf mich der Gerichtsbeschluss wie ein Blitz. Es ist ungeheuer und für auf Ehrlichkeit bedachte Menschen nicht nachvollziehbar, dass der Beklagte behauptet, dass auch er differenzialdiagnostisch an eine Neuroborreliose gedacht habe, denn er hätte, so wörtlich, „die erforderliche Lumbalpunktion vorgenommen". Lumbalpunktion − heißt Hirnwasser- oder Nervenwasserentnahme aus der Wirbelsäule zwecks Untersuchung. Wenn dem so gewesen wäre, hätte er meine Unterschriften benötigt, um diesen Eingriff überhaupt tätigen zu dürfen. Ferner müsste er Befunde und Endbefunde vom Labor Dr. med. Schottdorf aus Augsburg vorlegen können. Diese Behauptungen sind frei erfunden und völlig aus der Luft gegriffen. Das hat für mich nichts mehr mit Ethik zu tun, sondern mit medizinischer Menschenverachtung.

Das Verhalten des Beklagten vor Gericht war sehr verletzend. Er stützte seinen Kopf in beide Hände und las in den dicken Akten. Man nennt es in der Gebärdensprache „Es geht mich nichts an." Interessant war auch, dass seine Dokumentationen über meine Infektion nicht lesbar waren, eigentlich wäre es doch ungeeignet bei der Wahrheitsfindung. Drei dicke Aktenordner sprechen Bände.

Für mich gibt es zurzeit noch keine Hoffnung. Wie unerträglich es für junge Menschen ist, kann man erahnen, wenn man in der Zeitschrift des Borreliose und FSME Bundes liest.

Die häufigste Todesursache bei der Lyme Borreliose ist unverändert der Suizid.

Meine Situation seit sieben Jahren ist ohnehin fast unerträglich, dazu kommen jetzt noch diese Diffamierungen schlimmster Art und Weise. Auf welchem Blatt steht da die Gerechtigkeit.

Es sind alle Untersuchungen ordentlich dokumentiert und es ist daher völlig unverständlich, weshalb der Beklagte nun behauptet, dass er zuerst die Hirnwasser-Untersuchung vorgenommen hätte. Die Lumbalpunktion erfolgte erstmalig am 25.07.2003 in Klinikum in M. und nicht in der Praxis des Beklagten. Dort wurde ich bereits am 17.07.2003 als völlig gesund entlassen. Grundlos wurde ich auch im Beschluss wieder verletzt, so wörtlich „Allerdings, und dem schenkt die Klägerin nicht ausreichend Beachtung, unterschieden sich die Ergebnisse der jeweils durchgeführten Punktionen ..." – ich hatte nur eine (1)!

Zuletzt fand ich aufschlussreiche und wissenschaftlich fundierte Artikel in einem Heft des Borreliose und FSME Bundes Deutschland.

Borreliose Wissen Basis

Wissenschaft und Praxisrealität bei der Borreliose von dem Allgemeinarzt Peter Voss aus Ulm. Ich zitiere wörtlich die letzten Absätze. „Daher gilt als Faustregel: Niemals eine Borreliose ausschließen, nur weil keine Antikörper gefunden worden sind. Die Klinik ist das Endscheidende: der Patient mit seinen Symptomen! Anders herum gilt sinngemäß: Nicht allein an einer positiven Antikörpermenge die Erkrankung feststellen! Schlussfolgerung: Ein erfahrener Arzt muss die Symptome einer Borreliose erkennen und daran die Diagnose oder die Verdachtsdiagnose stellen. Die Laborparameter sind als Hinweise, nicht als Beweise zu sehen und stellen jeweils wichtige Mosaikbausteine in der Diagnosestellung dar."

Dieses alles entscheidende Wissen konnte ich bereits zu Beginn meiner Erkrankung durch die Labor-Wissenschaftlerin Sabine Lautenschläger aus Konstanz während eines Symposiums in Kassel in Erfahrung bringen. Hätten diese Erfahrungswerte nach der Infektion Beachtung gefunden, wäre mir schlimmes Leid erspart worden. Gerade der letzte Schub war so unerträglich qualvoll, dass man nicht die passenden Worte findet, um sie zu Papier zu bringen.

Es gibt ein Buch von Dr. Ritchie C. Shoemaker mit dem Titel „Desperation Medicine" (Medizin der Verzweiflung). Dieses Wissen zu verinnerlichen würde ich Jenen raten, welche mich als depressive Simulantin abstempelten.

Die Ärztin Dr.med. Petra Hopf-Seidel, Fachärztin für Allgemeinmedizin, Neurologie und Psychiatrie, Mitglied der Deutschen Borreliose-Gesellschaft e.V., weit bekannt durch umfangreiches Borreliose Wissen und Behandlungen, schreibt ebenfalls in den Borreliose Heft unter Symptomenvielfalt bei Borreliose: „Das Erythema migrans E M ist ein, wenn auch nicht regelhaft auftretendes, so doch typisches Frühsymptom der Haut nach einer erfolgten

Borrelieninfektion. Es ist sehr vielgestaltig und wird deshalb oft auch mit einem allergischen Exanthem oder einer Mykose verwechselt. Da im Frühstadium noch ohne eine positive Borrelienserologie, ist es doch unbedingt ausreichend lange und hoch genug dosiert antibiotisch zu behandeln, um die Entwicklung der chronischen Form der Borreliose zu verhindern."

Auch aus diesen benannten Ausführungen wird deutlich, dass ich seit der Infektion sowie beim Rechtsstreit eine ungerechte Behandlung erdulden musste.

Schlusswort

Solange wir nicht aufmerksam sind, beziehen wir Position. Aber die Gewissheit, dass Ignoranz und Verschleierungstaktik bald ein Ende finden werden und müssen, hilft mir, die schwere Erkrankung zu ertragen. Voll Mitgefühl blicke ich auf unsere Kinder, welche mit der Diagnose Neuroborreliose konfrontiert werden und eine lange Zeit durch eine unvorstellbare Hölle gehen müssen, wenn Ärzte mit der Diagnose leichtfertig umgehen und einen Infizierten ins offene Messer laufen lassen. Wir hoffen doch, dass es der Forschung bald gelingt, einen vorbeugenden Impfschutz für Borreliose zu finden.

Nicht zuletzt ist es mir ein Herzensbedürfnis, all jenen Ärzten zu danken, welche mit kleinen Schritten im Rahmen ihrer Möglichkeiten versuchen, Linderung in die persistierende Form der Neuroborreliose zu bringen. Vielen Dank.

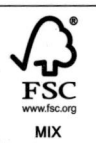